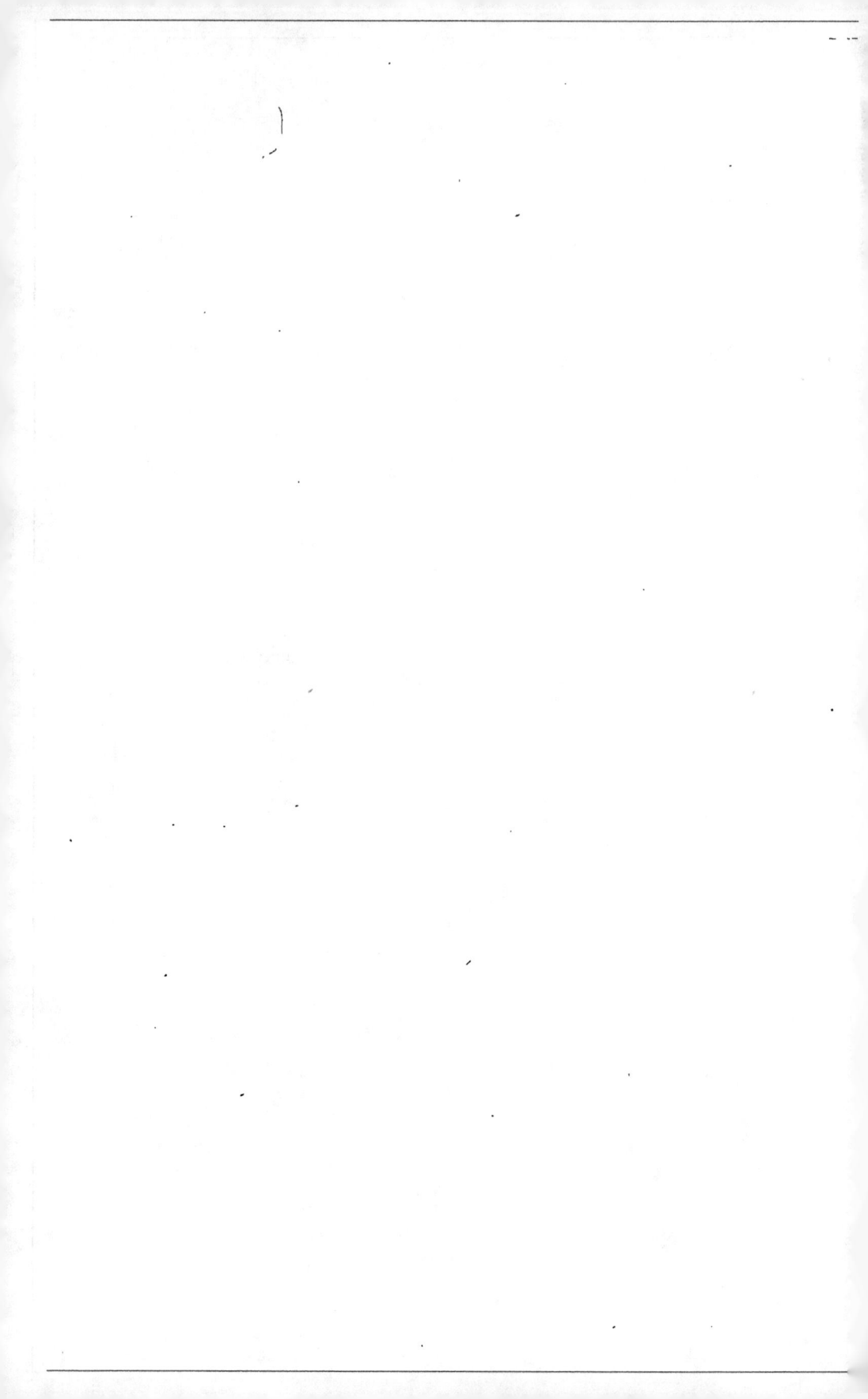

COURS PUBLIC D'HYGIÈNE

DISCOURS D'OUVERTURE

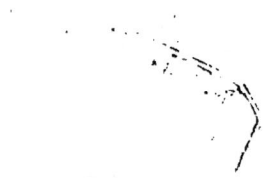

COURS PUBLIC

D'HYGIÈNE

PROFESSÉ

PAR M. LE Dʳ A. GRENET

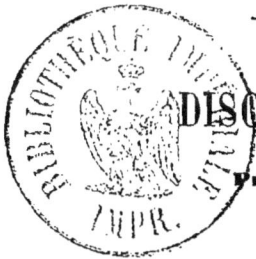

DISCOURS D'OUVERTURE

Prononcé le 26 octobre 1865

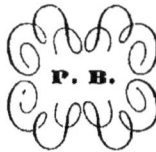

P. B.

BARBEZIEUX
IMPRIMERIE ET LITHOGRAPHIE DE P.-J. BLAIX

—

1865

COURS PUBLIC D'HYGIÈNE

PROFESSÉ

PAR M. LE Dr A. GRENET

———o○⦂⦂○o———

DISCOURS D'OUVERTURE

———o○⦂⦂○o———

Par arrêté ministériel en date du 8 mai dernier, j'ai été autorisé à faire un Cours public d'hygiène à Barbezieux. Je ne saurais mieux débuter, dans l'introduction à ces leçons, qu'en exprimant ma profonde gratitude envers M. Hillairet, notre maire, qui a fait les premières démarches pour obtenir cette autorisation; envers M. Desroziers, mon vénéré maître, recteur de l'académie de Poitiers, qui, par ses pressantes sollicitations auprès de M. Duruy, l'a obtenue; et, enfin, envers le libéral ministre de l'instruction publique, qui l'a signée. Quant à moi, je tâcherai de me rendre digne de cet insigne honneur.

Si quelques-uns d'entre vous se sont rendus à mon appel mus par un excusable sentiment de curiosité, le plus grand nombre est venu et viendra dans le seul but d'apprendre des choses utiles. Vous êtes

disposés à l'indulgence, car j'ai besoin de maîtriser
une émotion bien légitime, et d'employer tous mes
efforts pour vous faire comprendre la plus indispensable comme la plus intéressante des sciences.

J'ai besoin de votre bienveillance surtout en raison
de la forme de mes démonstrations : je ne suis
guère orateur, et, comme professeur improvisé, je
ne dois avoir d'autre prétention que celle d'être
compris.

Si j'ai l'ambition de vous exposer les dernières
données de la science, je dois faire cette exposition
dans le mode le plus élémentaire; c'est ce qui rend
ma tâche difficile : je ne me fais pas d'illusion à cet
égard. En effet, mon auditoire est composé de per-
sonnes déjà préparées à l'étude des connaissances
exactes par une instruction variée; d'autres n'y sont
préparées par aucune culture préalable.

Aux auditeurs instruits et qui pourraient critiquer
la manière rudimentaire de mes démonstrations, je
dirai : « Songez à vos voisins. » A ceux qui pourraient se trouver étonnés que je leur fasse gravir les
pénibles degrés de la science, je dirai : « Croyez-moi,
je n'ai point les prétentions d'un pédant ridicule,
mais bien celles d'un ami qui vous expose simplement
des choses que tout le monde devrait connaître. »

Vous ferez donc tous la part de mon embarras, et
m'excuserez, les uns d'être simple maître d'école, les
autres d'être professeur plus ou moins émérite; les
uns de paraître peu savant, les autres de le paraître
trop.

C'est ainsi que vous et moi nous aurons fait preuve de bonne volonté, vous par le désir de profiter de mes leçons, moi par le soin que j'apporterai à être intelligible.

Mais ne soyez point blessés si je distingue, parmi vous, des auditeurs peu ou point instruits : quand il s'agit de la science, nous sommes tous des écoliers; et les plus savants sont ceux qui ont le plus conscience de leur valeur réelle; car, à mesure que l'homme apprend beaucoup de choses, il apprend surtout qu'il ne sait pas assez.

Quant à l'ignorant présomptueux, celui qui, réfléchissant peu, juge et condamne tout ce qui n'est pas lui-même; tout ce qui n'est pas dans ses croyances, dans ses faibles connaissances ou dans son ignorance; celui qui aime qu'on lui ressemble et veut tout soumettre au niveau de son infirmité mentale, il n'apprendra jamais rien : ce n'est pas pour lui que je parle.

Dans les études que nous allons entreprendre ensemble, c'est surtout aux studieux qu'il faut rappeler le précepte antique : « *Connaissez-vous vous-mêmes.* » Malheureusement, à l'envi, chacun se hâte de connaître le mieux et le plus vite les choses nécessaires à sa profession, et c'est à qui s'ignorera le plus profondément soi-même.

Cette remarque critique, qui peut blesser les indifférents, s'adresse aussi bien aux lettrés qu'aux soi-disant érudits. Laissez-moi vous citer une réflexion faite hier par le professeur Montegazza, de Pavie :

« L'homme, s'étant fait centre de l'univers, étudia
tout, excepté lui-même ; il décrivit les plantes et les
animaux avant de connaître ses propres viscères ; il
dénombra les étoiles avant de savoir combien d'os et
de muscles il possède ; au roi de l'univers il déplai-
sait trop de se trouver fait de la même pâte dans
laquelle ont été taillées les brutes ; et quand vint
l'inévitable nécessité de s'étudier lui-même, il étudia
d'abord ce qui devrait venir à la fin, c'est à dire
l'intelligence, et, se complaisant sottement, il fit
une métaphysique avant de connaître le cerveau,
une logique avant d'étudier la physiologie ; renver-
sant l'ordre des choses, il créa en lui-même un
monde qui n'existe point, et sur lequel il fabriqua
ses lois, son économie, ses sciences, etc. »

La généralité ignore le nom, le nombre et la fonction de ses organes essentiels, et, comme de raison,
ne peut ni chercher ni trouver, à coup sûr, dans le
monde extérieur, les agents propres à vivifier ces
organes, et, dans sa propre constitution, équilibrer
l'action de ses pouvoirs conservateurs. Aussi voit-on
les uns et les autres rester presque toujours à côté,
en dehors, en dessus ou en dessous des forces de
leur organisation, et compromettre ainsi leur bien-
être et leur santé.

Ne sont-ce pas les meilleurs préceptes ceux qui
apprennent l'homme à l'homme ; qui lui enseignent
les moyens de satisfaire avec mesure à ses besoins et
à ses jouissances ; qui lui montrent la juste et oppor-
tune direction à donner à ses énergies et à ses

virtualités ? C'est une médecine préventive meilleure, à coup sûr, que celle du médecin qui, appelé à enregistrer les infractions faites à la nature, s'efforce souvent en vain à en guérir les fâcheux effets.

Cette idée nous conduit naturellement à la définition de l'hygiène : qu'est-ce que l'hygiène ? C'est la science qui, après avoir fait connaître l'homme bien portant et les choses dont il use et jouit, signale l'influence de ces choses sur les organes, afin que chacun, selon les conditions particulières de son organisme, puisse y déterminer une activité nécessaire à la régularité de toutes les fonctions. En un mot, c'est la science qui nous enseigne les moyens de conserver la santé.

L'homme est environné de dangers; son organisation est sujette à éprouver à chaque instant des altérations qui l'exposent au mal. Ses vues doivent se porter à se préserver des fléaux destructeurs qui le menacent ou des maladies auxquelles il peut être sujet. Comme on le voit, deux causes peuvent agir sur lui, soit qu'elles viennent des agents extérieurs, soit qu'elles viennent des prédispositions fâcheuses de son organisme. Il lui est impossible d'étudier les causes qui troublent sa santé, sans étudier les effets variés que produisent ces causes. Il faut donc pour cela qu'il ait fait une étude de lui-même. Quand les causes viennent des agents extérieurs, la raison, appuyée sur quelques données expérimentales de physique, suffit généralement pour les éloigner; quand elles viennent des agents intérieurs, la connaissance des phénomènes que ces agents produisent dans l'organisation est indispensable.

Les causes extérieures pressent, environnent et influencent l'organisme, peu à peu ou subitement; le modifient et le transforment dans son tout ou ses parties; de même, les causes intérieures, celles qui naissent de l'économie elle-même, ne tardent pas, quoique souvent primitivement locales, à se communiquer à tout l'être, et cela en vertu de cet admirable *consensus* qui lie toutes les parties et les rend solidaires, dans l'état de santé comme dans l'état de maladie.

Pour lutter contre l'action des agents internes ou externes, il faut donc deux conditions : 1° l'expérience des choses; 2° la raison des choses. *Non solâ experientiâ, sed etiam ratione nititur salus :* la santé repose sur l'expérience et la raison.

L'une et l'autre sont essentielles; car, avec l'expérience seule, les notions de conservation restent insuffisantes; avec la raison seule, on risque de s'égarer à travers les doctrines.

Ne négligeons pas l'expérience, parce que, dans chaque période, les générations se transmettent comme héritage des notions de conservation.

Ne négligeons pas la raison, parce que c'est à l'aide de celle-ci que nous acquérons la connaissance parfaite de l'organisation humaine et de ses attributs.

Il existe un autre moyen de conservation, mais dont nous n'avons pas conscience : c'est un principe latent, intérieur, qui veille non seulement à la conservation de la vie, mais encore au rétablissement de la santé; c'est une *force vitale* qui, dirigeant toutes les fonctions, lutte sans cesse contre l'action physique et chimique des agents délétères, réagit contre eux, et, soit en santé, soit en maladie, détermine la marche physiologique et harmonique de la machine vivante. Ce principe soutient l'édifice humain de tout son pouvoir, surmonte les obstacles faibles, écarte pendant un temps les désordres prêts à éclater, et ne donne prise à la maladie que lorsqu'il succombe sous la puissance de forces morbifiques supérieures; encore, long à s'éteindre pour toujours, tend-il jusqu'à la fin au rétablissement de l'harmonie rompue, et est-il une des causes les plus efficaces et souvent suffisantes du retour vers un état meilleur.

Je viens d'employer l'expression de *force vitale,* je dois l'expliquer : la matière inerte est sous l'empire des lois du mouvement dû à l'attraction, la chaleur, l'électricité, etc., et sans lesquelles elle ne serait plus qu'une substance sans propriétés, c'est à dire appartenant au néant, si le néant existait. Mais les corps organisés, à l'état de vie, possèdent des propriétés alternantes d'action et de repos relatif, soumises à certaines lois physiologiques qui résultent d'une *force vitale* complètement dépendante de l'organisation particulière des êtres vivants.

Comme nous ne pouvons d'avance calculer le degré d'énergie de cette force latente, si variable selon les individus, leurs conditions d'âge, de sexe, de tempérament, de constitution, ne comptons jamais trop sur elle, et rappelons-nous que pour que tous les organes qui nous constituent fonctionnent selon les trois conditions de liberté, d'énergie et de régularité, il faut qu'ils soient constamment soignés, entretenus et dirigés conformément à la nature et au but de leurs fonctions. De là, pour nous, la nécessité d'étudier non seulement ces organes, mais tout ce qui doit être en rapport avec eux; de nous instruire à écouter leurs désirs comme leurs plaintes; à prévenir leurs souffrances et à satisfaire avec mesure, convenance et opportunité à leurs exigences.

Nous n'aurons ici à étudier l'influence des agents externes sur la force vitale et l'influence de la force vitale sur les agents internes que dans l'homme sain, et non dans l'homme malade. Loin de moi la pensée de vous faire en quoi que ce soit un cours de médecine. Rien n'est plus dangereux pour les gens du monde que d'avoir une idée incomplète des maladies. La lecture d'un livre de médecine peut entraîner pour eux de bien tristes conséquences. En parcourant un lugubre dénombrement de symptômes, beaucoup y voient l'image de leurs malaises et se sentent pris de la peur du mal, pire souvent que le mal lui-même; ils passent de la crainte à l'effroi, de l'effroi à la terreur; car, sur ce terrain, l'esprit marche vite : les uns, à l'aide de réactifs vérifiés par une intelligence en désordre, analysent leurs aliments et leurs sécrétions; les autres, à l'aide de balances fausses ou de poids imaginaires, pèsent et mesurent leurs sensations; presque tous s'empoisonnent de remèdes; et, se croyant assez forts pour être leurs propres médecins, ils sacrifient à la fois malade et médecin, confondus dans la même personne.

Et pourtant, devons-nous les blâmer? Faibles, ils ont été attirés dans cette voie fatale par de séduisantes annonces. C'est avec un aplomb imperturbable que les journaux politiques, surtout ceux de province, prodiguent, au nom de la liberté de l'industrie, des conseils paternels et affectueux à leurs clients, ou plutôt leurs victimes. Ici, c'est une prescription infaillible contre le choléra, la migraine, la goutte, les pâles couleurs, toute une nomenclature nosologique; là, à côté d'une annonce d'étoffes nouvelles, de publications classiques à prime avec pendule, de billets de loterie, de ventes par autorité de justice, s'étale un long prospectus sur les avantages hygiéniques de la *Révalescière Du Barry;* ici et là, à côté d'une défense de chasse, se faufile insidieusement une réclame sur les heureux effets de l'huile de marrons d'Inde ou de la casserolle de cuivre. Quelle plaie honteuse de notre époque!

Il faut savoir quelles affreuses drogues on fait avaler aux crédules, avec la recommandation d'académies apocryphes ou de célébrités menteuses, sous le nom de café, pains, biscuits, bonbons, pâtes, sirops, dragées! Les gens sévères appellent cela charlatanisme; les gens honnêtes appellent cela fraude indigne.

Pris une fois à cette glue, les gens du monde, ballottés de réclames en réclames, c'est à dire de déceptions en déceptions, sont embarrassés comme l'âne de Buridan, non pas entre deux avoines, mais entre une douzaine de médecines triomphantes : la dépurative, la purgative, la sudorifique, la déplétive, la corroborante, la fortifiante, que sais-je encore?... Et au milieu de ces médecines, toutes plus ou moins rationnelles, ils perdent leur raison.

Il faut espérer que le charlatanisme aura bientôt fait son temps. On finira par comprendre que tout ce pompeux étalage n'est qu'un appât trompeur; et ce mirage s'évanouira à la clarté vivifiante de l'étude des choses. Pour entrevoir quelques-unes de ces vérités, on n'a pas besoin d'être un profond savant. Pour entretenir convenablement la régularité de ses fonctions, il suffit d'en connaître le mécanisme; pour reconnaître en quoi ce mécanisme est dérangé, il n'est pas nécessaire d'être un habile médecin : on n'a pas besoin d'être horloger pour régler sa montre.

Pourquoi beaucoup sont-ils assaillis de tant de maux, que souffrir paraisse être en quelque sorte leur destinée? C'est qu'ils sont persuadés que la santé est une affaire du hasard. Il y en a tant, même parmi les médecins, qui croient d'une façon absolue à l'empirisme! Chaque matin, on s'aborde et on se demande l'un à l'autre, avec une certaine préoccupation : « Comment vous portez-vous? » Comme si un jour passé constituait un danger de moins. Si l'on a dit avec raison : « *Non est vivere, sed valere, vita.* » Vivre, c'est se bien porter; il s'agit de savoir ce que l'on doit faire pour cela.

Appelée à diriger les actes de la vie individuelle
et à favoriser les moyens de conservation dans les
sociétés, l'hygiène avait déjà dans l'antiquité acquis
une très grande importance.

Les Grecs, persuadés que la santé de l'esprit ne va
pas sans la santé du corps, avaient institué des gymnases où l'éducation consistait en exercices variés, et
avaient pour but le développement des forces phy-
siques et intellectuelles. Ils avaient placé l'hygiène au
rang d'une divinité, sous le nom d'*Hygie*, lui avaient
bâti des temples, élevé des autels et des statues. Elle
était représentée sous la figure d'une femme portant
une couronne d'herbes médicinales, et tenant de la
main droite un sceptre, de la gauche une coupe où
buvait un serpent, dont les longs replis formaient
une ceinture à la déesse. Cette divinité avait pour
cortége la *Concorde*, le *Travail* et la *Frugalité*, allé-
gorie qui renferme, dans ses termes, les préceptes
essentiels de la science hygiénique.

Qu'est-ce que la concorde? L'harmonie des êtres,
l'union des parties avec le tout, le tout avec l'ensemble des choses extérieures. Qu'elle soit représentée par la jonction des deux mains, par deux
cornes d'abondance entrelacées, ou par un faisceau
de verges, elle n'en représente pas moins l'idée
d'accord. En effet, l'homme est doué d'organes de
nutrition, de relation et de reproduction. Des appa-
reils complets ont pour mission la conservation de
l'individu et de l'espèce; de là deux ordres de rapports comme principaux effets de l'organisme : rap-

ports d'organes avec l'ensemble, rapports de l'ensemble avec la nature ; organes du mouvement magnifiquement agencés pour chercher, poursuivre, s'approprier les agents extérieurs ; organes des sens, sentinelles avancées à la périphérie, admirablement placés pour toucher, palper, goûter, voir, entendre, étudier, en un mot, les impressions ; organes de l'intelligence, merveilleusement disposés pour prendre connaissance de l'empire qui leur a été donné. Dans tout être organisé, une fonction suppose une autre fonction, comme certains organes supposent d'autres organes. Le mouvement suppose le sentiment et la volonté ; la circulation suppose la digestion et la respiration ; il y a donc des poumons et un intestin où il y a un cœur ; des nerfs où il y a des muscles. L'idée de cette coexistence des organes, de ce rapport entre leurs fonctions, se trouve donc parfaitement symbolisée par la *Concorde*.

Qu'est-ce que le travail ? C'est la loi suprême du genre humain ; c'est le moyen d'accomplissement de sa destinée ; c'est l'expression la plus manifeste des phénomènes de la vie : agir, c'est travailler ; travailler, c'est vivre. Quand l'exercice des organes n'a pas pour but l'accroissement de l'individu, il a pour effet son entretien et sa conservation.

Le travail favorise le bien-être individuel et le bien-être général ; ce n'est pas seulement un puissant moteur physiologique, c'est encore un moyen d'augmenter la richesse sociale. L'ouvrier actif travaille à son bonheur, à celui de sa famille, à celui de ses concitoyens : à son bonheur privé, car, en travaillant, il devient meilleur; à celui de sa famille, car, en rapportant au logis l'argent nécessaire pour la nourrir, il apporte aussi, chaque soir, à sa femme, à ses enfants, un front plus joyeux, un cœur plus fidèle et plus dévoué; enfin, il travaille au bonheur de ses concitoyens, car il augmente la somme des produits nécessaires à la vie et distribue partout l'abondance.

Celui qui peut travailler et ne le fait pas est un frelon qui vit aux dépens des abeilles; celui qui ne peut pas travailler, et qui donne de l'ouvrage, donne deux fois, d'abord il paye le salaire, qui est le fruit du travail, ensuite il communique la satisfaction morale attachée à l'accomplissement d'un devoir. Nous nous devons donc tous, mutuellement, et en raison des forces de notre organisation, de nos facultés et de notre place dans la société, aide, secours et protection. Dans ce but, sachons avant tout, comme les anciens, vénérer le *travail*.

Qu'est-ce que la *frugalité*? Cette idée comporte une grande modération dans l'usage des modificateurs alimentaires; celle d'une diète appliquée à l'état de santé; et ici diète ne veut pas dire abstinence, mais observance simple, sage, raisonnée, méthodique des préceptes qui règlent l'emploi des choses nécessaires à la vie. La frugalité repousse les écarts de régime comme les excès de sobriété. Molière a dit :

> La parfaite raison fuit toute extrémité,
> Et l'on doit être sobre avec sobriété.

Les Grecs avaient donc compris, en personnifiant l'hygiène sous un symbole divin, tout ce qui est nécessaire au bon et convenable entretien de l'existence.

Chose remarquable : tout ce qu'on peut retenir d'utile et d'applicable dans la science antique doit être recherché dans l'hygiène de ces temps reculés. Que sont devenus tous ces anciens systèmes de physique, de médecine, de philosophie, de cosmogonie? Ils méritent bien l'oubli qui les recouvre. Mais quelques préceptes de Pythagore, certaines lois de Lycurgue seront vrais dans tous les temps, et le *Traité de l'air, des eaux et des lieux,* d'Hippocrate, restera immortel, entouré du respect de tous les âges.

De même que les Grecs, les Romains regardaient comme un devoir sacré d'écouter les oracles de la déesse Hygie et d'obéir à ses prescriptions. Ils ne négligeaient rien pour donner à leurs enfants une éducation mâle, énergique et vigoureuse. Aussi ont-ils vaincu le monde. Ils faisaient d'énormes travaux pour se procurer des eaux salubres et assainir leurs villes. Les thermes, les gymnases, les palestres, les théâtres, dont nous retrouvons les ruines dans toute l'Europe occidentale, témoignent du soin qu'ils prenaient à se conformer aux lois de l'hygiène.

Endormie au moyen-âge par les règlements d'une impérative et fanatique observance, la science de l'hygiène a pris un nouvel essor dans les temps modernes. Le christianisme, mieux compris, a régénéré l'humanité; en brisant le cercle d'égoïsme qui étouf-

fait l'intelligence, il a transformé les mœurs et les
institutions, en rehaussant la dignité de l'homme,
en réhabilitant la femme, en couvrant de sa protection l'infortune, en améliorant le sort des classes
pauvres, il a révélé à l'hygiène publique sa véritable
mission ; et aujourd'hui cette science s'impose, pour
ainsi dire, aux préoccupations de tous ; elle se diffuse
de plus en plus ; la voilà maintenant qui, sous l'influence d'une sage réglementation administrative,
prend dans nos mœurs la place qui est due à son
titre civilisateur.

J'ai dit que la morale chrétienne avait réhabilité la
femme. Il faut avouer que cette morale, introduite
en principe dans nos institutions civiles, n'est pas
toujours bien comprise dans ses applications. Que
d'hommes, imbus d'un blâmable préjugé et craignant
sans doute de s'abaisser, hésitent d'élever la femme
à leur niveau. C'est bien plus par esprit de justice, de
dignité et de convenance que par esprit de galan-
terie, que j'ai engagé les dames à assister à mes
leçons. L'homme et la femme sont une unité dans
l'espèce ; lorsqu'ils se fondent dans la société pré-
sente, c'est pour former un tout dans l'humanité
future. L'homme n'aura vaincu le passé barbare que
lorsqu'il ne sera plus séparé de la femme. Ces deux
natures, dans le but de l'accomplissement d'une
fonction familiale ou sociale, doivent être équilibrées
dans l'intelligence comme dans la constitution physique ; séparées par l'instruction, elles ne forment
plus qu'une discordance fâcheuse. Est-il donc logique

de refuser à la femme, dont l'esprit doit être cultivé selon ses aptitudes et ses dispositions natives, une instruction suffisante pour remplir convenablement sa vocation d'épouse et de mère? D'épouse : elle qui doit préparer et coordonner les matériaux propres aux nécessités de l'existence journalière du ménage; elle qui doit régler les divers modes d'une alimentation commune. De mère : elle que nous laissons livrée à des pratiques souvent ridicules d'une routine traditionnelle, lorsqu'il s'agit de l'importante réglementation des soins à donner à l'enfant, ce fruit qu'il faut surtout soigner dans sa fleur, comme le disait Fénelon. Est-ce qu'elle trouvera ces connaissances dans l'étude d'un dessein de fichu ou d'une coupe de robe, ces futiles appâts de séduction?

Si nous sentons tous le besoin de progresser, ne laissons pas, dans la voie que nous parcourons, la femme en arrière; ne faisons pas comme ces peuplades de l'antiquité qui, en changeant de territoire, abandonnaient leurs compagnes en chemin.

La lutte contre l'ignorance et la misère a commencé à produire ses fruits. Si les progrès sont lents, ils n'en sont pas moins manifestes. Voici un état statistique qui n'est pas sans éloquence :

Il s'agit d'une évaluation de la vie moyenne en France depuis quatre cents ans.

Chacun sait qu'on obtient la durée de la vie moyenne en additionnant le nombre d'années vécues par chacun des décédés dans une période d'années, et en divisant la somme par le nombre des décédés.

Des documents authentiques prouvent que la vie moyenne s'élève de jour en jour.

Ainsi, cette moyenne était de :

18 ans, au seizième siècle ;
23 ans, au dix-septième ;
33 ans, au dix-huitième.

Aujourd'hui, elle est de 39 ans.

Il faut ajouter que si la statistique générale en France donne actuellement une moyenne de 39 ans d'existence, cette moyenne s'élève à 46 ans dans les départements riches et à 33 ans dans les départements pauvres. D'après les calculs d'un statisticien moderne, la vie probable du riche est de 50 ans, celle du pauvre de 30 ans.

A quel titre figure Barbezieux dans cette statistique ? Il avait l'*avantage* de posséder, au dix-septième siècle, un château, reconstruit par Marguerite de Larochefoucauld sur l'emplacement de celui détruit par les Anglais. Celle-ci avait employé, à cet effet, les habitants de la ville, moyennant un salaire de trois sous par jour. Ce château, à murailles de plus de six pieds d'épaisseur et revêtu d'une chemise ou second mur élevé jusqu'à moitié de la hauteur des tours, était profondément fossoyé au pourtour. On y entrait par trois ponts-levis. Dans l'enceinte, sur les côtés d'une vaste cour triangulaire, étaient les cuisines, les écuries, les poulaillers, les colombiers, les remises ; par dessous les caves, les souterrains et les prisons ; par dessus les logements, les galeries, les magasins, les lardoirs, les saloirs, les arsenaux. Tous les combles étaient bordés de màchicoulis, de parapets, de chemins de ronde et de guérites. Les habitants du lieu, chasseurs et bien approvisionnés, faisaient bonne chère.

Tout à côté, autour des douves, profonds cloaques d'où les eaux pluviales, après un long été, s'évaporaient chargées de miasmes, étaient groupées sans ordre des maisons construites en bois et en torchis, et séparées entre elles par des rues étroites et boueuses. Là vivaient nos ancêtres, roturiers, taillables et corvéables, jeunes et vieux, vilains et femmes de vilains, se nourrissant d'un pain grossier fait d'un mélange de farine d'orge, de seigle, de méteil et de son, graissé parfois par une tranche de lard et arrosé par une aigre piquette. Le vin ne figurait que sur la table des seigneurs ou celle de leurs intendants. L'eau-de-vie n'était employée que comme remède alors.

La ville, dans ces conditions précaires, ruinée par les guerres de religion, au seizième siècle; ravagée par la peste, au dix-septième; décimée par les réquisitions de la République et de l'Empire, n'a pu voir s'élever la moyenne de vie de ses habitants, moyenne qui a pris, depuis la Restauration, un accroissement considérable sous l'influence d'un plus confortable régime.

Cette amélioration dans le bien-être est facile à prouver par des documents officiels.

Il est mort à Barbezieux, dans les dix dernières années qui viennent de s'écouler, 806 individus. La moyenne annuelle des décédés est donc de 80 6/10. La population sédentaire est de 3,878; mais, flottante, elle s'élève à 4,000 au moins; car il meurt ici des ouvriers passants, et ceux-ci ne doivent pas seulement figurer à la colonne des décès, mais aussi des habitants.

Or, 80 décédés sur 4,000 habitants, c'est à dire 20 sur 1,000, donnent à peu près la moyenne fournie par la statistique générale de l'Europe, mais non pas de la France; car cette moyenne s'est élevée, dans ces dernières années, à 24 et 25 sur 1,000.

Le résultat du calcul qui donne la moyenne de vie dans ces dix dernières années est plus remarquable encore : il est de 44 ans et 15 jours; ce qui fait 5 ans de plus que la moyenne actuelle en France.

De plus, je dois ajouter que si à Barbezieux il ne meurt pas de centenaires, plus d'un quart des décédés a vécu au delà de 70 ans. Ainsi, il est mort, dans ces dix dernières années, 155 septuagénaires, 71 octogénaires et 5 nonagénaires.

Cette statistique prouve non seulement une amélioration dans les mœurs et les habitudes, mais encore dans le régime. Ainsi, la consommation en viande a plus que doublé depuis la Restauration, et presque triplé depuis la Révolution de 89. C'est qu'un état social supérieur correspond toujours à une hygiène plus parfaite.

Par l'effet de la civilisation, les moyens d'existence vont en se perfectionnant, se produisent avec moins de peine et sont à la portée du plus grand nombre. On peut dire en toute assurance que la fortune d'un roi d'un pays barbare de l'Océanie ne suffirait pas pour se donner les commodités que peut se procurer un ouvrier aisé de Barbezieux.

C'est que depuis un siècle la ville a changé d'aspect. Presque toutes les constructions de bois ont fait place à des maisons de pierre, mieux disposées, plus propres, plus saines. Le jour et l'air circulent plus librement à travers ses rues pavées. Une aisance relative pénètre peu à peu dans tous les quartiers. La vie y est facile et presque confortable. Et, du fier donjon qui couvrait d'une ombre froide, humide et insalubre la demeure du pauvre, il ne reste plus qu'un charitable asile ouvert aux souffrances et à l'infortune.

Si nos pères, avec leurs bonnets de laine, leurs vestes de droguet et leurs lourds sabots, sortaient de leurs tombeaux, ils seraient émerveillés de cette transformation. De même, si, dans un siècle, notre génération actuelle revenait à la vie, elle serait moins surprise que charmée de voir notre cité transfigurée. Avec quel étonnement elle parcourrait ses larges rues, ses vastes et vertes avenues, rafraîchies et assainies par une eau pure et abondante et éclairées par une lumière électrique distribuée avec profusion aux citoyens ! Avec quelle satisfaction elle visiterait sa gare de chemin de fer, en rapport direct avec toutes les grandes voies de communication, son monumental hôtel de ville, son théâtre, son musée, sa bibliothèque publique, son école d'arts et métiers, son palais de l'industrie, son hôtel des ventes, sa bourse pour les transactions du commerce des liquides, ses halles, sa poissonnerie, ses bazars, ses entrepôts, et surtout ses squares et son jardin public, où l'onde jaillissante se jouera au milieu des fleurs et des oiseaux aquatiques !

Nos ancêtres ont beaucoup fait pour nous par la guerre : tâchons de faire mieux encore, pour nos arrière-neveux, par la paix ; et ces merveilles rêvées seront un jour des réalités. Mais si le sentiment du beau doit coopérer à ces progressives transformations dans l'édilité, les notions d'une hygiène de mieux en mieux comprise doivent toujours y présider.

On a établi, à tort selon moi, deux grandes divisions dans l'étude de l'hygiène : l'hygiène privée et l'hygiène publique.

L'*hygiène privée* : celle qui a trait aux lois qui doivent conserver la norme physique et morale de l'homme, considéré comme un être indépendant, susceptible d'instincts, de sentiments et de facultés. Ces lois déterminent dans quelle mesure l'individu qui veut conserver sa santé doit, selon son âge, son sexe, son tempérament, son idiosyncrasie, sa constitution, son éducation et les milieux dans lesquels il vit, user des choses qui l'environnent.

L'*hygiène publique* : celle qui a trait aux institutions qui tendent à la conservation et au perfectionnement de l'espèce; à la perpétuité de l'harmonie dans la vie sociale de la cité ou de la nation. Chez quelques peuples, c'est une arbitraire réglementation pour la conservation de la pureté des races. Chez nous, c'est la réglementation des mœurs et de la police. Elle embrasse tout ce qui concerne la distribution des eaux, l'installation des halles, marchés, salles de spectacle, prisons, ateliers, manufactures, logements, construction d'égouts, surveillance des aliments, des boissons, en un mot, l'appropriation de la fonction individuelle à la fonction sociale.

Pour moi, toutes les questions d'hygiène publique se trouvent renfermées dans les questions d'hygiène privée. Car je défie qu'on puisse distinguer ce qui convient aux hommes réunis, vivant en société, et qui ne convienne pas à chaque individu en particulier. L'homme est en petit ce que la société est en grand, et suit dans son développement les mêmes proportions que la nation affecte dans l'humanité.

Hallé avait, pour l'étude de l'hygiène, établi trois divisions : la première avait pour objet l'examen du *sujet* même de l'hygiène, c'est à dire de l'homme; la seconde, de la *matière* de l'hygiène, c'est à dire des modifications sur nos organes; la troisième, des *règles* de l'hygiène, c'est à dire de quelle manière on devait user des choses propres à maintenir la santé.

C'est la méthode que je me propose de suivre : si elle n'est pas conforme à celle suivie par les hygiénistes modernes, c'est que ceux-ci, dans leurs travaux dichotomiques, ont pour lecteurs ou auditeurs des disciples initiés déjà aux notions de l'anatomie et de la physiologie; tandis que moi, je dois l'avouer, je ne me trouve pas dans de si favorables conditions. Pour l'intelligence de la matière même de l'hygiène, il me faudra vous faire préalablement, ou à mesure que certains développements l'exigeront, la description du mécanisme humain ; ce sera pour vous le moyen de mieux juger du mode régulier de son développement.

La première condition, avant d'étudier les règles qui doivent servir de guide dans le régime physique et moral de l'homme, est d'apprendre à avoir un grand respect pour sa nature propre, pour le but élevé de son existence. Ce défaut de respect est bien souvent la cause de nos mécomptes, de nos erreurs, de l'injustice de nos jugements. Croyez-moi, la terre n'est point entièrement peuplée de misérables créatures, qui ne comprennent rien aux choses de l'intelligence ni à celles des sentiments moraux. Peu d'hommes sont dépourvus de toutes les qualités natives, en tant qu'individus; de toutes les grandeurs morales, en tant que citoyens. Si parfois ils nous apparaissent sous le joug de propensités inférieures, sachons faire la part de l'inégalité sociale, de l'immoralité ou de l'insalubrité dans lesquelles ils vivent; sachons, en un mot, faire la part du milieu dans lequel s'exercent leurs instincts, et l'homme nous apparaîtra encore dans l'homme.

Pascal disait : « Il est dangereux de montrer à l'homme sa grandeur sans sa faiblesse. » Ajoutons : « Il est toujours avantageux de montrer les ailes de l'ange sur le dos de la bête. » Assez de ces luttes sans fin et sans issue qui ont pour point de départ le mépris de l'animal dans l'homme. Voyons plutôt l'homme dans l'animal. Bien souvent, il est vrai, il n'a qu'un vague sentiment de sa puissance; il oublie parfois qu'il possède tous les penchants de conservation personnelle, tous les pouvoirs civilisateurs, toutes les facultés industrielles; mais, pour le rappeler à sa dignité, il s'agit d'élargir son esprit et de donner à ses activités un autre but que l'égoïsme; de lui faire comprendre qu'il est responsable de ses actes vis-à-vis de lui-même et vis-à-vis de la société. La solidarité est une loi du genre humain; et la charité, cette éternelle devise de l'amour, cette auguste leçon du devoir, est une loi de Dieu.

Ce double sentiment nous fait surtout défaut lorsque nous agissons d'après ce principe : *Chacun pour soi, et Dieu pour tous.* Comme si le divin Maître n'avait pas dit : « *Aimez-vous les uns les autres.* » Ce qui revient à dire : « *Dans les autres aimez-vous vous-mêmes.* » Car il n'y a pas de jouissance pure à côté d'une profonde misère, comme il n'y a pas de sécurité au milieu de la contagion.

Répondons à la violence de certaines incitations inférieures par la bienveillance du cœur. Ranimons en nous l'élan qui nous fait tressaillir d'admiration ou de sympathie au contact de tous les êtres de la création. Le christianisme nous enseigne que, loin de repousser les faibles, nous devons les chercher, les recueillir et les protéger. L'Évangile nous apprend que tous les hommes, riches ou pauvres, sont frères;

que, quelle que soit leur origine, ils sont parfaitement égaux par leur nature physique ou morale;
qu'ils ont les mêmes droits et les mêmes devoirs;
que ceux qui souffrent doivent être consolés et soignés par ceux que la nature a créés plus heureux.

Comme être moral, l'homme grandit indéfiniment.
En présence de sa perfectibilité, il est effrayé lui-
même à l'aspect de la sphère immense réservée à son
activité. Ce n'est pas seulement un être plus parfait
que les autres, mais qui porte sur son front le signe
ineffaçable d'une destinée plus élevée. Il avait bien
raison celui qui, à l'aspect de figures de géométrie
tracées sur le sable, s'écriait : « Il y a ici des hommes :
Hominum agnosco vestigia. » Ce n'était point là, en
effet, des traces équivoques laissées sur le sol; c'était
la signature de l'intelligence.

L'esprit de l'homme s'élance vers les régions les
plus éloignées de la terre et des cieux pour y péné-
trer; en surface comme en profondeur, il en analyse
les parties les plus intimes et les plus cachées; à
travers les siècles passés, il pénètre les ténèbres de
l'oubli; à travers les siècles présents, il porte la
lumière de l'avenir; et, à l'aide de la clarté vivifiante
qu'il projette dans les temps, il regarde passer le genre
humain en préparant sa marche dans les âges futurs.

C'est que l'homme gravite vers un idéal dont il
s'approche de plus en plus, et qu'il semble avoir
pour mission de réaliser. Chaque peuple est, à divers
degrés de l'échelle et suivant sa fonction spéciale,
membre actif de cette fonction supérieure. Comme

chez l'individu qui dépouille sans relâche les matières
impropres au développement de la vie, les sociétés,
dans leur accroissement, quittent de jour en jour
certaines formes usées pour en revêtir de nouvelles.
Les races se cherchent et tendent à se confondre
pour travailler à leur unité. Aucune n'est insigni-
fiante; et la plus inférieure conserve sans doute, à
l'état latent, des moyens de perfectionnement, des
germes qui languissent et qui, successivement fécon-
dés par des races supérieures, ramèneront les élé-
ments épars de l'espèce au type adamique. Qui n'est
ravi à la pensée de cette merveilleuse tendance vers
l'unité humaine? Le progrès nous apparaît, dans
l'étude philosophique de ces phénomènes, comme
un fait universel auquel l'homme, la nation, l'humanité participent, dans une mesure, inégale sans
doute, mais réglée sur leurs rapports communs, et
d'après les vues de la Providence.

Déjà, au moyen des puissants ressorts de son organisation, l'homme a maîtrisé la matière organique
et inorganique. Il a étendu, perfectionné les res-
sources qu'il avait à sa disposition pour réaliser l'harmonie entre toutes les productions du globe. Aux
merveilles naturelles, il ajoute chaque jour mille
merveilles artistiques. Sur tous les points de son
domaine, des prodiges nouveaux surgissent à sa
voix. Les découvertes de la science viennent à son
aide pour *changer la face de la terre.* Combien d'a-
gents industriels, aux bras de fer ou d'acier, ont
remplacé, dans les ateliers agricoles ou manufactu-

riers, les bras humains ! Combien de combinaisons
mécaniques, hydrauliques, météorologiques sup-
pléent l'œuvre du travailleur, pour les plus minu-
tieuses comme pour les plus gigantesques opérations !
La pierre, le marbre, les métaux se marient pour
créer des palais et disperser au loin les débris de la
hutte et de la chaumière. De riches prairies, d'abon-
dantes moissons, des vignes luxuriantes de végé-
tation s'étalent sur un sol où n'existait jadis qu'un
mélange confus de buissons et de ronces. Les voies
de fer coupent la montagne, sillonnent la vallée pour
porter la vie et en répandre les bienfaits. L'Océan
n'est plus un abîme entre les continents, mais une
voie commune ouverte aux nations qui veulent com-
munier entre elles dans un fécond embrassement. La
vapeur, nuage confiné dans une prison de cuivre;
l'électricité, arme terrible et redoutable des anciens
dieux, ne sont plus que des esclaves du génie humain. Qui pourra résister au géant, lui qui s'est
emparé de la foudre? Peut-être un jour, le ciel lui
ouvrant ses portes splendides, ira-t-il conquérir les
provinces de l'air. Pour s'agencer au profit de nos
besoins, que de merveilles nouvelles nous sont
réservées dans les temps à venir !

Aujourd'hui, comme disciple d'une consolante
philosophie, je vous signale les efforts de l'homme
en quête d'un état meilleur. Bientôt, j'espère, comme
professeur d'hygiène, vous faire apprécier la valeur
des agents de sa conservation et de sa perfectibilité,
en vous décrivant son organisation.

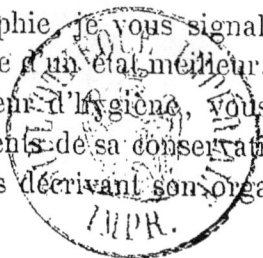

Barbezieux. — Imprimerie et lithographie BLAIX.